RECUEIL

D'EXPÉRIENCES

SUR LE SPÉCIFIQUE

ET LES EFFETS

DU SOUFRE D'OR

DE STAHL, &c.

Et Pieces qui y ont rapport,

PRÉSENTÉ AU GOUVERNEMENT DE FRANCE, 1788.

A PARIS;

ET

A AVIGNON.

1788.

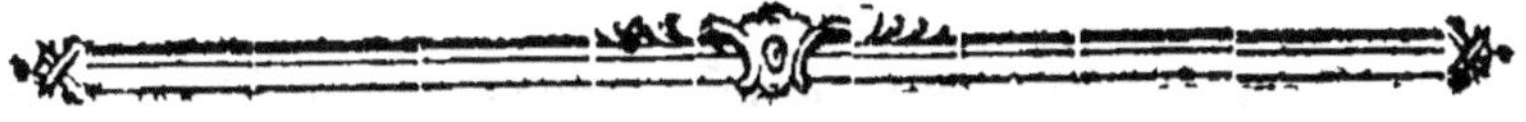

MÉMOIRE

PRÉSENTÉ

A M. LE Cte DE BRIENNE *arch*

PREMIER MINISTRE;

ET A M. LE B.^on DE BRETEUIL

MINISTRE ET SECRÉTAIRE D'ÉTAT

AU DÉPARTEMENT DE PARIS,

EN JUIN 1788.

LE sieur de Weyland, petit-fils du sieur Stahl de Weyland, Professeur & Démonstrateur Royal en Chymie, Conseiller d'Etat & premier Médecin de Frédéric Ier, Roi de Prusse, si avantageusement connu dans les Annales de la Chymie & de la Médecine Pharmaceutique, est seul possesseur de la composition du Soufre d'Or anti-dote de son aïeul, un des plus sûrs *anti-putrides* & *dépuratifs* connus. Ses propriétés & son efficacité sont établies & constatées par plusieurs gens de l'art; par des guérisons incontestables dans la maladie occasionnée par la fonte des métaux (nommée chez les Plombiers, colique de plomb); les tremblemens de nerfs & paralysies des Doreurs sur métaux, & les Etameurs des glaces; les Orfevres; les Fondeurs de cloches, & de tout autre état qui sont exposés à la vapeur de plusieurs métaux en fusion, comme le plomb, l'étain, l'arsénic & le cuivre, &c. ainsi que ceux qui travaillent dans les Monnoies à la coupellation de l'or & de l'argent.

Dans les maladies de la Peau, le pian, lépre, dartres, teigne, galle; dans les maladies Scrophuleuses, humeurs-froides, de toutes espèces; dans les maladies Vénériennes, tant récentes qu'invétérées, ou réputée sincurables; dans les ulceres carcinomateux, & dans les maux de jambes où le Soufre d'Or a été administré avec le plus grand succès, & toujours sans le moindre accident fâcheux.

A 2

Si ce Remede mérite l'attention du Gouvernement, le Miniſtre pourroit s'aſſurer par lui-même de ſon efficacité, en en faiſant faire l'expérience ſur un nombre infini de Scrophuleux, Teigneux, &c. & autres qui ſont à charge à l'Etat, enfermés dans l'Hôpital Royal de Saint-Louis.

Le ſieur de Weyland oſe eſpérer que le Gouvernement ne rejettera pas le deſir qu'il a d'étendre à l'humanité ſouffrante des ſecours prompts & efficaces que ſon Remede eſt dans le cas de procurer, & d'après le compte avantageux qu'il ſe flatte qu'on en rendra, l'équité du premier Miniſtre le portera à faire l'hommage au Roi T. C. du ſecret du Remede. Sa MAJESTÉ eſt très-humblement ſuppliée d'accorder un Privilege au ſieur Bruna ſon Médecin ordinaire, pour l'adminiſtration & diſtribution du Soufre d'Or de Stahl, que l'Auteur ne confiera jamais à d'autres qu'aux gens de l'Art.

Signé DE WEYLAND,
Rue du fauxbourg St. Martin,
N.° 15.

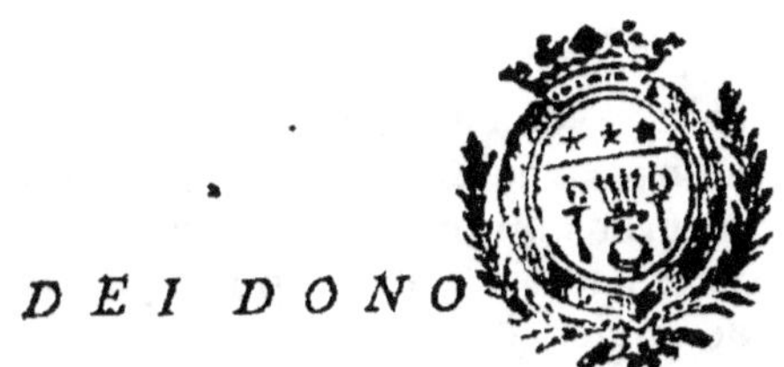

SOUFRE D'OR,

ANTI-PUTRIDE

ET

DÉPURATIF

De M. STAHL DE WEYLAND, Profeſſeur &
Démonſtrateur Royal en Chymie, Conſeiller d'Etat,
premier Médecin de Fréderic Ier, Roi de Pruſſe.

Soufre d'or
de ſtahl.

LE Soufre d'Or eſt connu par des guériſons inconteſtables
dans des maladies métalliques, cauſées par le plomb, l'étain,
l'arſénic, le cuivre, &c. & le mercure ; dans les maladies de la
Peau, le pian, la lèpre, dartres, teigne, galle ; dans les maladies Scrophuleuſes, humeurs froides, & celles cauſées par cor-
geſtion, telles que les humeurs œdémateuſes, engorgemens des
glandes, douleurs oſtéocopes-gouttes-ſciatiques-rhumatiſmales,
& les laits répandus ; dans les maladies Vénériennes, tant récentes qu'invétérées, ou réputées incurables ; dans les Ulceres
carcinomateux, & dans les maux de jambes.

Maniere de l'adminiſtrer.

Le Soufre d'Or ſe prend le matin à jeun, mais il faut ſouper
très-légerement la veille. On le mêle dans un peu de gelée de
groſeilles, de confitures, de ſirop ou de pomme cuite : tout auſſi
tôt après l'avoir pris, on boira un verre des boiſſons décrites ci-
après.

A 3

Une heure après, deux verres, & une demi-heure après on répétera la même chose, à moins, ce qui seroit préférable, qu'on n'eût la commodité de se procurer un bouillon à moitié fait, ou coupé avec partie égale d'eau, lorsqu'il est trop fort, ou bien encore de l'eau de veau ou de poulet, &c.

La plupart des personnes occupées se trouvent bien de prendre ce Remede le soir en se couchant deux heures après un souper léger, buvant par-dessus un verre des boissons prescrites ; & le lendemain deux autres, ou du bouillon coupé, après quoi on peut déjeûner.

Dose.

On donne aux Adultes la prise ou dose entiere, qui fait huit grains ; aux Enfans depuis un an jusqu'à trois, seulement le quart de la prise ; de trois ans jusqu'à sept le tiers ou la demi-prise ; & de sept jusqu'à douze les deux tiers ou la prise entiere, s'ils sont bien constitués.

Chaque prise ou dose se prend par un intervalle de deux, de trois, de quatre ou de cinq jours, en les éloignant à la fin de la maladie. Ce remede se prend aussi *en altérant*, c'est-à-dire par demi-prise. &c.

Régime.

Il faut s'abstenir dans tous les cas de toutes crudités, les fruits bien mûrs, cuits ou en compote conviennent seuls ; on peut boire du vin trempé ou de la bierre blanche, observant d'ailleurs un régime de vie ordinaire humectant.

Les végétaux sans coque sont très salutaires.

Observations.

Le Soufre d'Or n'a ni goût ni odeur : il n'est point désagréable pour les personnes même délicates, & agit tantôt par une insensible transpiration ; tantôt par les selles, & principalement par les urines ; & lorsqu'il ne procure aucune évacuation, on doit prendre un lavement le soir pour aider l'évacuation des humeurs que le Soufre d'Or aura détachées, & se purger après 6 ou 8 prises, avec une médecine ordinaire, *ou Minoratif.*

Avant de se mettre à l'usage du Soufre d'Or, il est nécessaire de se préparer par l'usage des délayans, ou des remedes capables d'adoucir l'acrimonie du sang & des humeurs que le Soufre d'Or doit purifier & détruire. L'eau de veau ou de poulet, les bouillons aux herbes, une infusion de chicorée, &c. rempliront parfaitement ces vues.

Les effets du foufre d'Or font toujours en raifon de la qualité plus ou moins viciée de l'humeur, de fa ténacité & de fon ancienneté. Son action eft plus ou moins prompte dans de certains fujets que dans d'autres. Deux ou trois prifes font ordinairement ceffer les dangers qui réfultent des fievres putrides-bilieufes.

Le Soufre d'Or n'a rien de contraire aux traitemens qui ont précédé fon adminiftration, ni à ceux que l'on defireroit lui fubftituer. Il n'eft point exclufif des remedes ufités, fur-tout lorfqu'ils rempliffent l'intention & le but que le Malade & les Médecins fe propofent. Son véritable caractere eft de fuppléer à l'impuiffance des remedes généraux, & d'opérer ce qu'il ne leur a pas été donné de faire. Son ufage exclut la faignée, les cauteres, les veſſicatoires & les autres moyens violens & douloureux que l'art a fubftitué au défaut des remedes intérieurs.

Ce remede eft un contre-poifon affuré contre les poifons, tant minéral que végétal & animal.

Goutte.

L'Art offre une infinité de moyens contre la goutte, foit récente ou ancienne, pour en éloigner les approches, diminuer les accès, affoiblir les tourmens, pour la combattre & la détruire. Cependant nous ofons prendre ici fur nous d'affurer au Public que le foufre d'Or de Stahl a donné des preuves à cet égard qui doivent infpirer pour lui la plus grande confiance. Il attaque avec vigueur & efficacité l'humeur arthritique & vient à bout de la détruire entierement. Plufieurs goutteux en ont fait ufage même dans les plus forts accès, & en ont obtenu un foulagement fenfible. D'autres affligés depuis des 15, 20 & 25 années d'humeur de goutte très-invétérée aux deux jambes & aux deux pieds, avec enflure continuelle, accompagnée de nodus plus ou moins confidérable en groffeur, aboutiffant principalement aux jointures fupérieures du bras ou du genou ; cas dans lefquels jufqu'à 12 prifes du Soufre d'Or ont produit une guérifon parfaite, fans qu'il fe foit préfenté par la fuite aucune nouvelle attaque. La huit ou neuvieme fait infailliblement difparoître les nodus récens. Une feule prife de ce remede précipite la goutte au moment où on a le malheur qu'elle eft remontée dans l'eftomac. Tous ces faits font prouvés par la quantité de perfonnes qui en ont éprouvé les effets, fans que pas une ait jamais eu à fe plaindre d'aucun mauvais fuccès.

Quelques prompts & efficaces que foient cependant les effets du Soufre d'Or, il eft à obferver qu'ils s'operent avec plus ou moins de célérité fuivant le tempérament des malades qu'il eft bien effentiel de ne pas trop fatiguer en voulant précipiter ou hâter la guérifon. On eft donc d'avis de n'adminiftrer la prife du remede que de 6 en 6 jours, & de faire ufage pour boiffon d'émulfion, ou lait d'amandes douces. Quoique ce remede ait une propriété décidée contre une maladie fi rébelle, & que, par fon entiere extirpation il rende aux membres le calme, la foupleffe & l'élafticité que le mal interdit, il ne faut pas s'attendre que cela puiffe s'opérer tout-à-fait fi on n'obferve rigoureufement un régime proportionné à la tenacité de l'humeur âcre & muriatique que le Soufre d'Or a à combattre, qu'il cherche & qu'il détruit infailliblement, régime qui, fans être trop auftere, demande cependant beaucoup de réferve & de perfévérance.

Comme le Soufre d'Or a la vertu de calmer, d'altérer, d'épurer & d'adoucir l'humeur, il n'eft point étonnant qu'il modifie & attenue l'humeur arthritique au point d'en émouffer toute l'âcreté, & de la rendre méable avec la lymphe.

Il ne feroit pas inutile non plus que les malades de ce genre fubftituaffent à l'émulfion d'amandes douces, celle de graine de melon, la crême d'orge, la bierre blanche, &c. Les lavemens à la graine de lin ; les cataplafmes émolliens connus, font néceffaires dans plufieurs cas ; c'eft-à-dire, dans l'inflammation des groffeurs qui fe portent aux pieds particulierement.

Boiffons ou tifane pour les maladies vénériennes.

Le petit lait clarifié, le firop d'orgeat avec l'eau de chien-'dent, de racine de fraifier, de l'eau nitrée, de graine de lin, ~~la décoction de bois de gayac, la squine, la falfepareille,~~ font convenables dans le cours de ces maladies, felon les circonftances. Les bains dans plufieurs cas font néceffaires.

Nota. Dans une g......., foit fimple ou compliquée, le malade prendra les prifes du Soufre d'Or de deux ou trois jours d'intervalle ; 5 à 6 prifes fuffifent ordinairement pour terminer la cure de cette maladie.

Mais fi la g....... eft ancienne & qu'elle ait réfifté à plufieurs traitemens, il faut alors porter la quantité des prifes jufqu'à 9 & 10 prifes, à trois jours d'intervalle.

Ce nombre eft auffi la quantité requife & fuffifante pour guérir les v...... récentes & légeres.

Quant aux v.... invétérées, & qui fe caractérifent par des fymptômes graves, le nombre de ces prifes doit être porté jufqu'à 15 & 16.

L'Ex., la C., les B., Efq. &c. &c. étant les fymptômes les

plus rebelles de cette maladie, exigent un traitement plus long, & par conséquent une quantité de prises plus considérable, dont le nombre n'a cependant encore jamais passé vingt-quatre.

Lorsqu'il se trouve des B., on observera de n'y appliquer aucune emplâtre. S'ils sont nouveaux & dans un état de croissance, l'usage seul du Soufre d'Or les résoudra promptement & en peu de tems. S'ils ont acquis toute leur crue ou grosseur, & qu'ils soient disposés à prendre la voie de la suppuration, le Soufre d'Or accélerera cette suppuration, & ils tomberont d'eux-mêmes en fonte. Dans le cas cependant où l'on verroit qu'ils ne se disposeroient pas à cette suppuration volontaire, il sera à propos d'aider au travail du Soufre d'Or par le moyen des cataplasmes émolliens connus.

Les autres symptômes vénériens ne résistent jamais à la fonte que le Soufre d'Or procure.

Pour le Pian, Lépre, Dartres, Teigne, Galle, &c.

La feuille & racine de scabieuse des bois (*morsus diaboli*) avec une pincée de fleurs de houblon infusées, le petit lait, la racine de patience, la fumeterre, les bouillons de rouelle de veau avec les grenouilles, les émulsions de graine de melon, la crême d'orge, le riz, &c. Les bains sont très-utiles.

Nota. On laissera un intervalle de 4 jours pour les six premieres prises, & ensuite que trois jours d'intervalle.

Depuis 6, 10, 12, 16, 20 jusqu'à 30 prises, selon les circonstances.

Pour les Ecrouelles, Humeurs froides, &c. Ulceres anciens, Maux de jambes, Lait répandus.

Il est nécessaire de commencer par les boissons délayantes pour se préparer à la purgation ou vomitif si les premieres voies sont chargées d'impuretés, ensuite le petit lait clarifié, les plantes anti - scorbutiques, la racine de petit houx, la scrophulaire, saponaire avec le polypode de chêne, la sauve-vie, l'infusion des feuilles de tussilage, des fleurs de geneft, font des incisifs dont il est utile de faire usage.

On observera les mêmes intervalles & la même maniere pour les 6 premieres prises, &c. comme il est dit ci-dessus pour les dartres, &c.

Depuis 8, 12, 16 & quelquefois 20 & 24 prises, suivant les degrés & l'ancienneté de la maladie,

Pour les maladies Métalliques.

Tous les adouciſſans, le petit lait, la décoction d'orge, de graine de lin, l'eau de veau, de poulet. avec les herbes émollientes infuſées, les bains tempérés, ſont les remedes préparatoires qu'il convient d'employer avec le Soufre d'Or.

Nota. Les priſes ou doſes s'adminiſtreront par intervalle de trois ou quatre jours d'une priſe à l'autre.

Depuis 4, 5, 8, 12, 16, juſquà 20 priſes, ſuffiſent pour détruire tous les accidens de cette maladie.

Ce remede eſt aiſément tranſportable par lettres, & ne ſe détériore jamais.

Seul Poſſeſſeur de l'Adminiſtration générale du Soufre d'Or de Stahl.

A P A R I S,

M. BRUNA, Médecin Ordinaire du Roi, ancien Médecin des Hôpitaux Militaires, rue des Vieilles-Etuves Saint-Honoré.

[illegible]

OBSERVATIONS

*De M. LANGLOIS, Docteur-Régent de la Faculté
de Médecine de Paris.*

N°. 1. Une fille âgée de 32 ans, attaquée depuis trois ans d'un squirre à la ratte & d'obstructions au foie & dans les reins, réduite dans un état de marasme, ne pouvant marcher qu'avec grande difficulté & avec des béquilles, a été guérie après avoir fait usage de 12 prises du Soufre d'Or, & son corps a pris de l'embonpoint.

Cette malade étoit abandonnée des gens de l'Art, & avoit reçue tous ses Sacremens.

N°. 2. Un maître Maçon âgé de 66 ans, attaqué d'un dépôt de sang dans l'intérieur du corps, occasionné par une chûte, accident qui a produit une maladie très-compliquée, un vomissement continuel, fievre ardente & des douleurs dans les reins, a été guéri de sa maladie, ainsi que de ses anciennes infirmités, avec 6 prises.

Ce malade, avant son accident, étoit affligé d'un polype dans le nez, d'un catharre & d'une forte surdité; & depuis l'usage des 6 prises, il entend plus distinctement.

N°. 3. Un enfant de 12 ans, attaqué d'un dépôt de sang caillé dans le corps, & presque tombé dans le marasme, causé par une chûte, a été guéri avec deux prises partagées par moitié.

N°. 4. Une femme âgée de 79 ans, affligée depuis 32 ans d'un lait répandu, souffrant des douleurs dans tous les membres qui en étoient devenus émaisés, a été guérie avec 9 prises; & tout son corps a pris un embonpoint satisfaisant.

N°. 5. Un jeune homme de 28 ans, attaqué d'une dartre lépreuse qui lui couvroit toute la figure, & principalement sur la main gauche, a été guéri avec 15 prises.

N°. 6. Une femme âgée de 36 ans, attaquée depuis quatre ans d'un Polype utérin qui lui causoit une perte continuelle, a été guérie avec 8 prises.

Cette malade étoit allé à l'Hôtel-Dieu, où on a voulu lui faire l'opération.

N°. 7. Le Suisse d'un Frere du Roi, étoit attaqué de fréquens étourdissemens qui le menaçoient d'apoplexie, avec chaleur d'entrailles, palpitations de cœur & gonflement d'estomac. Tous ces symptômes ont disparu avec 5 prises.

N°. 8. Un maître Doreur fur métaux, attaqué de tremblemens, ne pouvant prefque point fe fervir de fes bras, & ayant
beaucoup de difficulté à parler, le tout caufé par l'évaporation
du mercure, a été rétabli avec fix prifes.

N°. 9. Un maître Coëffeur de Dames étoit attaqué d'une fif-
tule dartreufe à l'anus, pour laquelle il avoit déjà fubi une premiere opération, & prêt d'en fubir une feconde, a été radicalement guéri avec 22 prifes.

Ce malade par enthoufiafme fit part de fa guérifon aux Chirurgiens qui lui avoient adminiftré les remedes infruﬅueufe-
ment, & fait la premiere opération; ils lui obferverent que fa
cruelle maladie pourroit bien ne pas être tout-à-fait détruite,
& reparoître par la fuite, ce qui le détermina à continuer
l'ufage du Soufre d'Or pendant deux ans au nombre de
deux cens dix-fept prifes. Il s'eﬅ marié depuis, & jouit de
la meilleure fanté.

N°. 10. Un marchand Mercier, attaqué depuis plufieurs
années d'une dartre éryfipélateufe à la jambe droite qui le
mettoit hors d'état de marcher pour vaquer à fon commerce, a
été rétabli avec 20 prifes; quoique fa maladie ait été reconnue
par les gens de l'Art comme inguériffable, qu'il fût âgé de 72
ans & d'une complexion délicate.

N°. 11. Un Officier de Dragons, attaqué depuis trois ans
d'une douleur de rhumatifme très-cruelle dans le bras droit,
duquel il ne pouvoit faire aucun ufage, a été guéri avec quatorze
prifes.

N°. 12. La femme d'un maître Treillageur étoit attaquée depuis cinq ans, de cinq ulceres carcinomateux au fein gauche,
d'hémorroïdes très-confidérables & douloureufes, & d'une pa-
ralyfie à la fuite d'une forte attaque d'apoplexie, qui la tenoit
depuis la tête jufqu'au pied du côté droit, & la bouche tirée près
l'oreille droite & l'œil du même côté entierement paralyfé &
fermé, a été entierement rétablie & guérie avec 22 prifes. Ses
ulceres fe font fermés à la dixieme. La bouche, ainfi que l'œil,
font revenus dans leur état naturel.

N°. 13. La femme d'un Marchand, âgée de 79 ans, attaquée
fubitement d'une fievre putride & maligne, dans laquelle il y
eut des fymptômes très-graves, à la fuite d'une indigeftion, a
été guérie avec trois prifes.

N°. 14. Un homme de 78 ans, attaqué depuis quatre ans
d'une dartre éryfipélateufe avec plaies, & qui occupoit la joue
droite & tout le long de la cuiffe & de la jambe droite, a été
guéri avec dix prifes.

N°. 15. Une Perfonne de condition, âgée de 55 ans, étoit attaquée depuis 18 mois d'un afthme convulfif, dont les accès duroient 24 heures; dans cette trifte fituation le malade ne pouvoit ni parler ni prendre aucun aliment, ayant la poitrine très-élevée, la refpiration gênée accompagnée d'un fifflement fi perçant qu'on l'entendoit à deux cents pas; les yeux gros, animés & à fleur de tête; hors de l'accès il étoit tourmenté jour & nuit d'une toux feche; il étoit forcé de fe tenir affis dans fon lit, ne pouvant fe coucher fur le côté droit: ayant en vain confulté les Facultés de Médecine de Montpellier, de Touloufe, de Pau en Bearn, & quelques Docteurs de celle de Paris, a été foulagé avec 17 prifes. A la neuvieme fa toux opiniâtre a ceffé, & il a pu fe coucher librement fur le côté droit; & depuis fix mois il n'a eu aucune attaque décidée, tandis qu'il étoit tourmenté tous les quinze jours.

N°. 16. Un enfant de douze ans, attaqué d'une dartre croûteufe à la figure, & d'une humeur pforique qui lui couvroit toute la tête, a été guéri avec neuf prifes.

N°. 17. Un jeune homme de trente ans, attaqué depuis dix-huit mois d'une humeur fcrophuleufe avec ulcere carcinomateux fous le menton, & engorgement confidérable aux glandes maxillaires, accompagne d'une roideur très-douloureufe dans le col, a été guéri avec huit prifes.

N°. 18. Une veuve attaquée depuis 28 ans d'un lait répandu qui lui étoit monté à la tête & s'étoit jetté fur les yeux, au point que fa vue lui fembloit être prefqu'éteinte; elle étoit affligée en outre d'un commencement d'hydropifie de poitrine, a été guérie avec feize prifes. A la fixieme la malade a rendu douze pintes d'eau rouffâtre & glaireufe, & a recouvert entierement la vue.

N°. 19. Une femme affligée depuis dix mois d'un lait répandu & fuppreffion de fes regles, lefquels lui caufoient des accès épileptique, a été guérie avec douze prifes. A la fixieme fes regles ont reparu & continuent régulierement.

N°. 20. Un maître Doreur fur métaux, attaqué de tremblement caufé par le mercure, a été foulagé avec trois prifes.

N°. 21. Un jeune homme de 36 ans, attaqué fubitement d'un relàchement général dans tout le genre nerveux, fans pouvoir faire aucun ufage ni mouvement de fes membres, a été entierement rétabli avec fix prifes.

N°. 22. Une jeune femme, abandonnée des gens de l'Art, étoit attaquée depuis deux ans d'un ulcere & d'un abcès dans la poitrine, accompagné d'une toux continuelle & opiniâtre,

tant le jour que la nuit ; elle vomiſſoit du pus méſé de ſang
tous les matins depuis dix mois, elle éprouvoit auſſi des douleurs lancinantes dans les côtes, & étoit tombée dans un état de
conſomption & de maraſme. Tous ces accidens avoient pour
cauſe le mauvais traitement de ſon mari. Elle a été rétablie &
radicalement guérie avec douze priſes, & tout ſon corps a re-
pris de l'embonpoint.

N°. 23. Un Militaire avoit un éryſipele boutonneux avec
plaies à la cheville du pied droit, qui lui cauſoit une fievre ardente, a été guéri avec trois priſes.

N°. 24. Une femme de 45 ans, attaquée depuis quatre ans
d'une rétention d'urine, colique néphrétique accompagnées de
douleurs continuelles dans les reins, a été guérie avec 8 priſes.

N°. 25. Une Demoiſelle éprouvoit depuis quatre ans des vo-
miſſemens continuels accompagnés d'affections nerveuſes, qui
lui cauſoient des accès convulſifs imitant les accès épileptiques,
& réduite dans un état de maraſme, a été guérie avec dix-ſept
priſes ; & depuis 10 mois tout ſon corps a pris de l'embonpoint.

N°. 26. Trois enfans, dont le plus âgé avoit cinq ans, étoient
attaqués d'une coqueluche ſi opiniâtre qu'elle leur cauſoit des
accès convulſifs imitant les accès épileptiques, ont été guéris avec
ſept priſes partagées par tiers.

N°. 27. Une femme tourmentée d'une douleur de goutte-
ſciatique dans la hanche & dans la cuiſſe droite, cauſée par une
chûte, a été ſoulagée avec quatre priſes.

N°. 28. La femme d'un marchand Tablettier, ſouffroit depuis
quatre ans d'un lait répandu qui lui étoit monté à la tête, avec engorgement conſidérable dans les glandes, & ne pouvoit marcher
qu'avec beaucoup de peine, a été guérie avec quatorze priſes.

N°. 29. Un Marchand, attaqué d'un catharre opiniâtre qui
lui eſt tombé ſur la poitrine avec difficulté de reſpirer & très-
oppreſſé, a été rétabli avec quatre priſes.

N°. 30. Le fils d'un maître Serrurier, âgé de quatorze ans,
attaqué depuis cinq ans des écrouelles avec ulceres carcinomateux aux deux côtés du col, & les glandes maxillaires conſidé-
rablement engorgées, a été guéri avec 20 priſes.

Ce malade n'a ceſſé d'être dans les remedes ; au lieu d'y
trouver du ſoulagement, ſon mal s'eſt empiré de maniere qu'il
a été regardé comme incurable.

N°. 31. Un maître Doreur au mate, attaqué depuis dix mois
d'un tremblement convulſif, au point qu'il falloit deux perſonnes
pour le tenir pendant l'accès, ayant la langue paralyſée & tout
ſon corps dans un état de bouffiſſure, ne pouvant faire aucun

usage de ses bras ni de ses jambes, & regardé comme perclus de ses membres; sa femme lui donnoit les alimens comme à un enfant. Cet accident reconnoissoit pour cause l'évaporation du mercure, & a été entièrement rétabli & guéri avec douze prises.

Ce malade, pendant l'usage du Soufre d'Or, a remarqué qu'il rendoit par les selles & les urines le mercure en nature.

La triste situation où se trouvoit le malade avant l'usage du Soufre d'Or, est attestée & certifiée par 23 Membres & principaux Chefs de la Communauté des Doreurs sur métaux, de Paris.

N°. 32. Une maîtresse Doreuse sur métaux, attaquée de tremblement & d'une paralysie sur la langue, causée par l'évaporation du mercure, a été guérie avec cinq prises.

N°. 33. Une personne à Madame Victoire de France, éprouvoit de continuels vomissemens, des nausées, des étourdissemens, palpitations de cœur, gonflement d'estomac, d'où résultoit une mauvaise & laborieuse digestion, a été guérie avec six prises.

N°. 34. Une jeune femme attaquée d'un lait répandu qui s'étoit fixé sur la poitrine, ce qui causoit une oppression considérable, elle ressentoit des douleurs dans tous les membres, & principalement dans les genoux, a été guérie avec six prises.

N° 35. Une jeune fille attaquée d'une fluxion érysipélateuse avec enflure de la tête, fievre ardente à la suite d'une suppression de ses regles, a été guérie avec cinq prises. A la troisieme ses regles ont reparu.

N°. 36. La femme d'un maître Bijoutier, attaquée depuis deux ans d'un lait répandu qui lui étoit monté à la tête, & qui s'étoit jetté sur les yeux & y avoit formé sur chaque une loupe de la grosseur d'un œuf de pigeon, accompagné d'une tumeur laiteuse par tout le corps, a été guérie avec douze prises. A la huitieme toutes ses tumeurs, ainsi que les deux loupes, ont disparu.

N°. 37. Une femme de maison étoit attaquée depuis dix mois de maladie catharreuse, d'une oppression & d'un râlement de poitrine avec une toux opiniâtre, a été guérie avec quatre prises.

N°. 38. Une Demoiselle attaquée depuis cinq mois d'un érysipele dartreux si considérable, que tout son corps ne faisoit qu'une seule plaie, principalement sur les deux bras & les deux mains, desquels elle ne pouvoit faire aucun usage, a été guérie avec huit prises. A la quatrieme elle a eu les bras & les mains libres.

N°. 39, Une Demoiselle attaquée subitement d'une fluxion

éryſipélateuſe avec enflure conſidérable du viſage, accompagnée d'une eſquinancie très-douloureuſe, d'un abcès dans l'intérieur de la bouche & fievre ardente, à la ſuite d'une ſuppreſſion des regles, a été guérie avec ſix priſes. A la premiere ſes regles ont reparu, & l'eſquinancie a diſparu entierement à la deuxieme priſe.

N°. 40. Une maîtreſſe Blanchiſſeuſe, attaquée depuis quatre ans d'un lait répandu qui lui a monté à la tête, avec engorgement conſidérable dans les glandes; elle éprouvoit des douleurs continuelles dans les jambes & principalement dans les genoux, ne pouvant marcher que très-difficilement, a été guérie avec huit priſes.

N°. 41. La femme d'un maître de Danſe, attaquée d'une eſquinancie avec abcès & fievre ardente, a été guérie avec deux priſes. A la premiere l'abcès a crevé, & elle a rendu par la bouche du pus mêlé de ſang.

N°. 42. Un Chevalier de Saint-Louis, Major d'Infanterie, portoit depuis pluſieurs années une dartre polyppeuſe, qui s'étoit fixée dans le nez, laquelle lui cauſoit de tems en tems de cruelles démangeaiſons, a été guéri avec huit priſes.

N°. 43. Un Chanoine attaqué depuis pluſieurs années d'une dartre milliaire avec de larges plaques flamboyées de couleur pourpre ſur toute la poitrine, a été guéri avec huit priſes.

N°. 44. Un Conſeiller d'un Prince ſouverain étoit cruellement attaqué par-tout le corps d'une lêpre dartreuſe, accompagnée d'anthrax & clous, & ſur les deux bras & les deux mains; ſur les deux cuiſſes & les jambes, a été radicalement guéri avec trente priſes.

Je ſouſſigné, Docteur-Régent de la Faculté de Médecine en l'Univerſité de Paris, ancien Profeſſeur de Matiere médicale, de Chirurgie, de Phyſiologie & de Pathologie aux Ecoles de ladite Faculté, atteſte & certifie que les cures & obſervations ci-deſſus énoncées, ſont conformes à la vérité; que j'ai vu employer, & que j'ai employé moi-même le Soufre d'Or de Stahl avec le plus grand ſuccès, & toujours ſans le moindre accident fâcheux : En foi de quoi j'ai ſigné & arrêté les ſuſdites cures & obſervations.

A Paris, ce 16 Janvier 1786.

Signé LANGLOIS, D. M. P.

Nota. On croit pouvoir ſe permettre ſeulement ici deux obſervations remarquables par leur nature.

Prem. Obferv. La veuve Belleville, jardiniere du Château Royal de Fontainebleau, étoit réduite dans un état le plus alar-mant. Percluse de tous ses membres depuis un an, dont le cara-tere principal paroiſſoit être une humeur rhumatiſmale & gout-teuse, à laquelle s'étoit joint un épanchement de lait, a été gué-rie avec six prises du Soufre d'Or que lui a procuré le ſieur Lando, Valet-de-pied de Madame Victoire de France. Après ſa guériſon, elle ſe préſenta à Meſdames pour leur témoigner qu'elle devoit ſon rétabliſſement audit ſieur Lando, ce qui fit plaiſir à leurs Alteſſes Royales, & à leurs Médecins & Chirur-giens qui y étoient préſens.

Seconde Obſerv. Le nommé Polly, de Vienne en Autriche, Piqueur de M. le Baron de Breteuil, Miniſtre d'Etat, avoit une dartre farineuse ſur la figure, accompagnée d'une loupe qui s'étoit fixée entre les deux yeux, pour laquelle M. de Laſſonne, premier Médecin du Roi, & M. Loüy, Médecin en Cour, furent conſultés & jugerent de la néceſſité de faire faire l'opé-ration de la loupe; mais le ſieur Grandjean, célebre oculiſte, obſerva que cette opération occaſionneroit un accident à la vue, eu égard à la préſence de l'humeur dartreuse. Le malade effrayé vint trouver l'auteur du Soufre d'Or, qui lui donna huit prises, *gratis*, qui le guérirent de ſa dartre & de ſa loupe.

M. de la Bordere, Conſeiller d'Etat, Médecin-conſultant de Monſeigneur Comte d'Artois; de trois guériſons faites avec le Soufre d'Or, notamment ſur ſon Jardinier attaqué d'une humeur dartreuse qui avoit réſiſté à tous les remedes, il a également con-noiſſance de la guériſon d'un Lieutenant-Colonel attaqué d'un violent rhumatiſme dans le bras droit depuis pluſieurs années.

Le Pere Potentien de la Maiſon de Charité de Paris, qui, après pluſieurs expériences faites, [illisible, rayé], a adopté le Soufre d'Or pour être adminiſtré aux malades de ladite Maiſon de Charité.

M. Ruffy, Chirurgien a Bordeaux.

M. Vattier, Apothicaire à Liſieux en Normandie.

M. Bertrand, Chirurgien-major penſionné du Roi, à Paris.

M. Garſonnot, Chirurgien de la Police à Moſcow, en Ruſſie.

M. Gatthaldy, Médecin du Gouvernement à Avignon, qui a guéri avec le Soufre d'Or un Abbé venant exprès de la Cour de Rome, qui étoit attaqué par-tout le corps d'une dartre lé-preuse; & un autre particulier guéri d'humeur froide invé-térée.

M. Louvel-Beauregard fils, Chirurgien du Gouvernement du Saint-Père, Administrateur du Soufre d'Or de Stahl à Avignon, Comtat Venaissin.

M. Fiekelscherer ; Chirurgien reçu au College Royal de Chirurgie de Nancy ; premier Chirurgien de M. le Comte Régnant de Créanche, Prince du Saint-Empire ; Administrateur du Soufre d'Or de Stahl, à Sarrevelingen terre d'Empire près Sarrelouis. Ce Chirurgien a fait des expériences avec le Soufre d'Or, sur des particuliers attaqués d'humeur *ancienne* & invétérée. Ses Observations & la Manière d'administrer ce remede avec succès dans cette maladie, se trouvent détaillées dans le présent Recueil. (*Voyez* à l'article *Cancer*) page *9*.

M. Bruna, Médecin ordinaire du Roi, &c. a adressé un Mémoire d'observations à M. de Lassonne, Conseiller d'Etat, premier Médecin du Roi, en date de Paris le 24 Novembre 1786, du succès prompt & déterminé de ce remede, dont copie est ci-après. Depuis ladite époque jusqu'à ce jour, le nombre des cures faites est à l'infini, & le Gouvernement peut s'en faire rendre un compte exact. Le laps de tems qu'on a laissé s'écouler depuis les premiers succès qui se sont constamment soutenus, démontre assez qu'on n'a voulu tromper la religion de qui que ce soit, & que s'il y avoit eu des reproches à faire au remede, le Gouvernement, la Police, ou enfin quelqu'un dans le monde en auroit été instruit, ce qui n'étant pas arrivé, & ne pouvant jamais arriver, affirme seul la bonté du remede dans les maladies énoncées, & qu'il guérit sans qu'il y ait eu le moindre retour.

OBSERVATIONS

De M. B R U N A, Médecin ordinaire du Roi, adressé à M. DE LASSONNE, premier Médecin du Roi.

1°. Le nommé Fleury fils, à l'Hôtel de Carignan, rue des Vieille-Etuves Saint-Honoré, attaqué depuis sept ans d'humeurs froides aux deux mains & aux deux-pieds, & avoit à chaque partie deux ulceres carcinomateux, accompagnés d'une fievre lente. Plusieurs Médecins & Chirurgiens lui avoient administré des remedes infructueusement ; la mere éplorée de l'état de son enfant, me pria de le voir : la seconde prise du Soufre d'Or de Stahl lui emporta la fievre, & seize prises le guérirent radicalement.

2°. Le nommé Denis-Belle, maître Tablettier rue Saint-Denis, au passage de la Trinité, affecté depuis plusieurs années d'un ulcere carcinomateux avec plaies, qui entourroit tout le pied jusqu'au-dessus des malléoles. Après avoir beaucoup consulté & fait inutilement tous les remedes qui lui avoient été ordonnés, a été guéri avec vingt prises.

3°. Le nommé Couzin, maître Gazier, rue & fauxbourg Saint-Denis, portoit une tumeur scrophuleuse qui occupoit tout le bras gauche avec deux ulceres sordides, l'une au cubitus & l'autre au radius. Après avoir tenté inutilement plusieurs remedes, il fut conduit à l'Hôtel-Dieu : ceux qui lui furent administrés n'eurent point un succès plus heureux. On déclara alors au malade qu'il n'y avoit point d'autre moyen de guérison que l'amputation. Le malade qui refusa de s'y soumettre vint me trouver : vingt-quatre prises suffirent pour le guérir & déterger ses ulceres entierement.

4°. Le sieur André, principal Commis à l'Hôtel Royal de la Poste, a été guéri avec dix-huit prises, d'une dartre rongeante qui occupoit toute la cuisse depuis le genou jusqu'au près de l'aîne, & qui s'étendoit sur d'autres parties du corps. Plusieurs Personnes de distinction, qu'il ne m'est pas permis de citer, ont été guéries de la même maladie.

5°. Ma fille aînée, Religieuse Ursuline à Chambery, âgée de quarante-six ans, eut des glandes squirreuses au sein ; le Médecin de la Communauté n'ayant pas réussi à les fondre, m'envoya un état de la maladie. Dix-huit prises suffirent pour la guérir.

6°. Je fus appellé à Choisy-le-Roi par la Demoiselle Filleul, Concierge du Château du Roi, pour voir un enfant abandonné à la Providence. Après plusieurs maladies de coqueluche & de rougeole, dans lesquelles l'enfant avoit perdu beaucoup de sang, il étoit tombé dans une l'encophlegmatie générale. Quatre prises divisées en huit le rétablirent entierement, & on a été généralement surpris de l'effet prompt de ce remede.

7°. La maladie des Doreurs sur métaux, avec des tremblemens universels & impossibilité de s'aider d'aucun membre, occasionnés par l'évaporation du mercure, ont été guéris avec cinq, huit, douze, seize & vingt-quatre prises. Ces guérisons sont constatées par les principaux Chefs de leur Communauté.

8°. Plusieurs personnes ont été guéries par l'usage de trois prises, d'une fievre putride & bilieuse, le deuxieme jour de la maladie dans laquelle il y eut délire & des symptômes très-graves.

9°. Des enfans qui avoient la teigne, ont été guéris avec huit, dix & douze prises.

10°. Je ne peux nommer les personnes sans nombre qui étoient attaquées de maladies vénériennes, tant récentes qu'invétérées, & que j'ai guéries en donnant depuis six jusqu'à vingt & vingt-quatre prises.

11°. Les paralysies & les rhumatismes, selon mon expérience, ne résistent point à ce salutaire remede, &c.

Signé BRUNA, D. M.

Fin du premier Recueil.